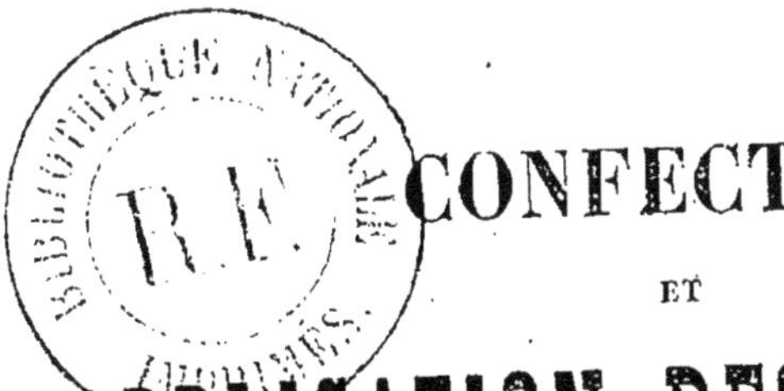

CONFECTION
ET
APPLICATION DES APPAREILS
DITS
AMOVO-INAMOVIBLES
DANS LE
TRAITEMENT DES FRACTURES

PAR LE
Docteur TOUSSAINT
Chirurgien de 1re classe de la Marine en retraite,
chevalier de la Légion d'honneur.

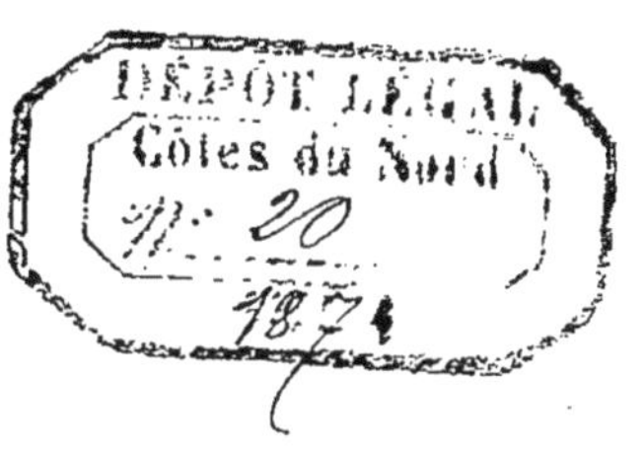

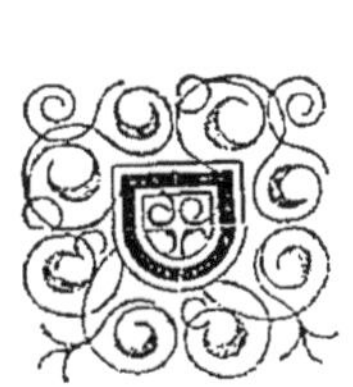

LANNION
IMPRIMERIE A. ANGER, LIBRAIRE
PLACE DU CENTRE ET RUE S.-MALO
— 1871 —

J'adresse cet opuscule aux médecins qui, obligés de confectionner et d'appliquer eux-mêmes leurs appareils, sont la plupart du temps privés du secours de ces aides intelligents et instruits que l'on trouve dans les villes et surtout dans les hôpitaux.

Puissé-je ainsi me rendre encore utile à ces confrères dont la pratique rencontre à chaque instant des difficultés que j'ai appréciées par moi-même et qui sont inconnues de ceux qui exercent dans les grands centres.

TOUSSAINT.

APPAREIL AMOVO-INAMOVIBLE

Obtenir l'immobilité de parties osseuses naturellement ou accidentellement mobiles l'une sur l'autre ; en d'autres termes, s'opposer aux mouvements articulaires et, après la réduction, aux déplacements des fragments d'os brisés, tel est le but qu'on s'est toujours proposé en construisant des appareils pour le traitement des fractures.

Tout le monde connaît les appareils inamovibles de Larrey et les heureuses modifications que Seutin y a apportées.

Quoiqu'il en soit et malgré ses avantages incontestés, ce moyen de traitement des fractures n'est pas aussi répandu qu'il devrait l'être dans la pratique. Cela ne dépendrait-il pas de ce qu'aucun ouvrage didactique n'a donné jusqu'ici, pour chaque cas particulier, de description détaillée de cette méthode.

Sans avoir la prétention de remplir dignement cette lacune, je crois utile de faire connaître les résultats d'une longue pratique, en décrivant l'appareil amovo-inamovible que j'emploie depuis 18 ans contre les fractures des membres et sur lequel j'ai, en 1860, appelé l'attention du journal de médecine et de chirurgie pratiques.

Comment parvenir, selon le vœu exprimé par M. Lucas Championnière en 1856, *à envelopper un membre fracturé dans des coques qui, le maintenant dans une immobilité absolue, pourraient cependant être enlevées lors du pansement, de manière à réaliser dans toute sa simplicité le bandage amovo-inamovible tant recherché par les chirurgiens de notre époque.*

C'était le problème que je croyais avoir déjà résolu. Pour y parvenir, me rappelant ce que j'avais vu et pratiqué à l'hôpital maritime de Brest, et m'inspirant surtout des idées de M. Seutin, je me suis habitué, dès 1853, à employer dans le traitement de fractures des os longs, un appareil à deux ou plusieurs valves indépendantes, qui est d'une application facile, permettant de visiter, chaque jour, le point fracturé sans imprimer aucune secousse. Je n'ai pas la prétention de rien donner de nouveau comme méthode ; je me borne à faire connaître la manière dont j'ai interprété et appliqué les idées des grands chirurgiens inventeurs des appareils inamovibles et amovo-inamovibles. Dès que l'idée des valves multiples a été énoncée, chaque chirurgien a dû rechercher le genre de confection de ces valves le plus avantageux, le mieux approprié tant sous le rapport de la simplicité de leur application que sous celui de la solidité. D'autres, peut-être avant moi, dans leur pratique ont employé, sans que j'en ai eu connaissance, l'appareil qui m'a donné toujours d'excellents résultats.

PRÉPARATION DE L'APPAREIL EN GÉNÉRAL.

1° Deux ou plusieurs pièces de carton sont taillées de façon que chacune ait la longueur de la partie à immobiliser et une largeur telle que, chevauchant un peu l'une sur l'autre par leurs bords latéraux, elles puissent recouvrir toute la circonférence du membre.

2° On taille sur ces premières pièces un nombre double de compresses qui les recouvrent, en dépassant leurs bords d'un ou deux centimètres et plus selon les cas.

3° On fait ramollir les cartons en les plongeant, pendant quelques minutes, dans de l'eau.

4° On en dessèche les deux faces en les essuyant avec un linge; l'on étale sur celles-ci, avec un pinceau, une forte couche de colle de dextrine (*) ou d'amidon et on y applique les compresses taillées sur chaque carton, qui se trouve ainsi enveloppé pour constituer une valve. Je n'ai pas employé le plâtre craignant qu'il ne communiquât à mes valves une certaine fragilité. Sans cette crainte, j'en aurais usé pour profiter de l'avantage résultant de sa prompte solidification.

5° On recouvre chaque valve ou certains points, si on le juge utile, avec du coton, et s'il y a une plaie qui donnera lieu à un écoulement de liquide, on recouvre le coton d'un morceau de taffetas ciré pour garantir la valve contre l'humidité qui s'opposerait à sa solidification ou la ramollirait si déjà elle avait été durcie par la dessication.

Les autres pièces communes aux divers appareils consistent en deux bandages de Scultet, l'un à compresses plus courtes devant être immédiatement en contact avec la peau et composé, si on le juge utile, de deux ou trois couches de compresses longuettes vis-à-vis la fracture, l'autre, à compresses plus longues devant assujettir les valves comprises entre lui et le précédent.

Enfin, il faut pendant que l'appareil à valves est encore mou, lui adjoindre un appareil contentif provisoire composé, soit comme l'ancien appareil à attelles, soit, si cela suffit, d'attelles de fort carton maintenues par des courroies.

(*) On emploie depuis quelque temps un silicate de potasse qui a l'avantage de se dessécher rapidement.

APPLICATION AVEC DEUX VALVES.

On place sur un drap fanon : 1° le bandage de Scultet à longues compresses; 2° une valve qui doit recouvrir la moitié de la circonférence du membre dont l'examen journalier sera le moins nécessaire et qui repose sur la couche; 3° le bandage de Scultet à courtes compresses; on glisse le drap fanon et tout ce qu'il porte sous le membre.

Après avoir opéré la réduction, on applique le bandage de Scultet qui doit recouvrir toute la partie que l'on veut immobiliser.

On étend avec un pinceau une couche du mélange collant sur les portions de la valve inférieure étalées de chaque côté du membre sur le drap fanon, en ayant soin de laisser le long des bords un espace de deux centimètres, à peu près, sans enduit.

On applique sur le bandage celle des valves qui doit recouvrir le membre dans les 2/3 de son pourtour. On y pratique les incisions nécessaires pour rendre cette application parfaitement exacte et sans plis. Ayant rempli, par de la ouate ou du linge, les vides situés sous le membre, on relève les deux côtés de l'autre valve, l'appliquant ainsi sur le membre, en la faisant adhérer au bandage de Scultet intérieur. On pratique aussi sur cette valve les incisions nécessaires pour en effacer les plis.

Enfin, on applique le bandage de Scultet à longues lanières par-dessus ces deux valves.

L'enveloppe ainsi formée ne pourra avoir d'effet contentif qu'après s'être desséchée, ce qui a lieu, suivant les saisons, après 36 ou 48 heures; il faut donc, pour maintenir la réduction opérée, avoir recours, pendant les deux ou trois premiers jours, aux attelles que l'on établit comme dans l'ancien appareil, ou à des attelles en fort carton maintenues par des courroies ou par deux ou trois larges et fortes bandelettes.

Si, par suite des incisions pratiquées aux valves pour effacer les plis, on jugeait que, dans certains points, l'enveloppe manquât de solidité, on y remédierait en appliquant une plaque de renfort que l'on ferait, à volonté, adhérente ou indépendante et dont les incisions, si elles étaient nécessaires, devraient ne point correspondre à celles de la valve que l'on veut renforcer.

Après 36 ou 48 heures, on peut découvrir la partie fracturée en enlevant successivement les attelles, le bandage de Scultet et l'une des deux valves; mais, avant de retirer celle-ci, on peut marquer, au crayon, la quantité qui est recouverte par l'autre afin de la retrancher avec les ciseaux. On défait ensuite le bandage de Scultet intérieur, ce qui met à nu la peau et le siége de la fracture. On peut, en écartant les bords de la valve encore en place, introduire des linges, compresses ou charpie, qui paraîtraient utiles pour corriger une déviation quelconque; puis on réapplique le petit bandage de Scultet et toutes les autres pièces de l'appareil.

Après quelque temps de l'application de cet appareil pour fracture avec plaie exigeant un pansement journalier, je remplaçais le bandage de Scultet extérieur par deux ou trois mouchoirs pliés en cravate. Cela me permettait, quand la plaie n'exigeait plus qu'un pansement de propreté, de confier ce soin à une personne intelligente, étrangère à l'art et je n'avais plus qu'à surveiller de temps en temps. Cette conduite, quand le blessé habitait la campagne, à une grande distance de mon domicile, m'était imposée autant dans l'intérêt du malade que dans celui de ma clientèle qui ne me permettait pas toujours de m'absenter pendant longtemps.

J'ai reconnu, en principe, que la valve qui est destinée à la plus longue immobilité doit recouvrir le moins possible les parties correspondant à des éminences osseuses où la pression prolongée pourrait altérer la peau déjà fâcheusement influencée par la privation du contact de l'air.

Une commodité que j'apprécie beaucoup au point de vue de la confection, est la facilité, après avoir pris certaines mesures sur le membre fracturé, de pouvoir préparer les valves dans son cabinet pour les appliquer trois ou quatre heures plus tard, leur mollesse permettant encore de les mouler parfaitement sur le membre.

En décrivant les appareils que je crois les plus utiles et les plus commodes pour le traitement des fractures des os longs des membres, je ne parlerai que de celui à deux valves indépendantes. Ce que j'ai dit précédemment suffit, je le pense, pour que tout chirurgien intelligent puisse confectionner et appliquer convenablement une eu plusieurs valves de plus.

FRACTURE DE L'HUMÉRUS.

Un bandage de Scultet à longues compresses étant étalé sur un drap fanon de la longueur du bras :

1° On taille une valve pour le côté interne du bras. Le carton doit avoir une longueur égale à la distance qui sépare le dessus de l'épaule des condyles de l'humérus et doit être assez large pour recouvrir la moitié interne de la circonférence du bras. On pratique, à son extrémité supérieure, une échancrure ovalaire telle que chaque branche passant l'une devant, l'autre derrière l'aisselle, leurs extrémités puissent se rejoindre sur l'articulation acromio-claviculaire ou derrière elle.

On garnit de ouate le bord de l'échancrure dans la partie qui devra correspondre aux bords antérieur et postérieur du creux de l'aisselle et on étale sur cette valve un bandage de Scultet.

2° On taille une valve externe propre à recouvrir

les 2/3 externes du contour du bras depuis l'acromion jusqu'au condyle externe de l'humérus.

3° On taille enfin deux autres valves pour recouvrir l'articulation du coude, en avant et en arrière, et on aura soin de leur donner une longueur suffisante pour que, d'un côté, chevauchant par leurs bords supérieurs sur les valves brachiales, elles recouvrent d'autre part le haut de l'avant-bras, dans l'étendue d'un décimètre, au-dessous de l'articulation.

4° On confectionne un coussin de balle d'avoine ayant la forme d'une pyramide quadrangulaire aplatie, de la longueur et de la largeur du bras et dont le sommet doit pouvoir être reçu dans le creux de l'aisselle. On attache, au milieu de ses deux côtés les plus étroits, l'extrémité de deux bandelettes, longues chacune de deux ou trois décimètres, assez longues en un mot, pour qu'elles puissent nouer sur l'épaule ou y être fixées par des épingles.

5° On prépare un bandage de corps assez large pour contenir tout le bras dans sa duplicature et on le garnit d'un scapulaire fixé en arrière.

6° Enfin, on joint à cet appareil une bande roulée de trois mètres, un ou deux coussins, une ou deux attelles; ces dernières pièces ne sont pas indispensables : un morceau de carton plié en gouttière peut les remplacer.

APPLICATION.

Je suppose le malade couché sur le dos, les épaules et le bras fracturé soutenus par des oreillers. On commence par placer le bandage de corps, dont une des duplicatures est appliquée sur le haut de la poitrine et fixée en avant par des épingles, tandis que l'autre est déployée sur la partie inférieure du tronc.

On place ensuite le coussin pyramidal dont le sommet est maintenu dans le creux axillaire par les bandelettes qui viennent se nouer sur l'épaule ou y sont fixées par des épingles.

On insinue le drap fanon supportant les deux bandages de Scultet et la valve qui les sépare, entre le coussin et la face interne du bras. Puis on place les deux valves du coude l'une en avant, l'autre en arrière de l'articulation, de manière à ce qu'elles puissent doubler de deux centimètres les valves brachiales; elles sont maintenues au-dessous du coude provisoirement par quelques tours terminant un bandage roulé qui commence aux doigts et remonte sur la main et l'avant-bras.

On procède alors à la réduction de la fracture et on applique le bras contre la valve interne.

On applique de bas en haut le bandage de Scultet dont elle est garnie.

On étale la valve externe sur le moignon de l'épaule et la partie externe du bras et on détruit par des incisions les plis qui s'opposeraient à son application exacte. On applique alors la partie supérieure de la valve postérieure du coude en portant son bord à deux centimètres au-dessus du bord inférieur de la valve brachiale. Pour que cette application soit exacte, il faut inciser les valves de chaque côté, vis-à-vis le coude. Si l'on croit une attelle nécessaire, on recouvre la valve brachiale d'un coussin et d'une attelle ou d'un carton plié en gouttière.

On enduit alors de colle, jusqu'à deux centimètres de leurs bords, les parties de la valve interne étalées de chaque côté du bras; puis on l'applique sur le côté interne et sur la valve externe qu'elle dépasse un peu. On porte en avant et en arrière de l'aisselle les branches de l'échancrure qui la reçoit; enfin, on applique de bas en haut le bandage extérieur qui s'étend depuis le haut de l'avant-bras jusqu'à l'épaule et dont les bandelettes doivent être assez longues pour recouvrir l'attelle et le coussin, si on les a appliqués.

On peut, à la rigueur, se dispenser des valves du coude, en faisant descendre les brachiales jusqu'à 5 ou 6 centimètres au-dessous de l'articulation. C'est ce que j'ai d'abord fait; mais, désireux de maintenir longtemps en place la valve interne qui comprimait l'épitrochlée, et même l'olécrane, j'ai rencontré une fois des phlyctènes sur ces points et j'ai pensé qu'il valait mieux établir mon appareil en deux portions indépendantes, ce qui me permettait de visiter chaque jour, sans secousse, les points correspondant aux éminences osseuses comprimées directement par les valves; je me suis plusieurs fois borné à l'emploi des valves ne recouvrant pas le coude. Je maintenais cette articulation immobile au moyen du bandage de corps.

Enfin, on relève la partie inférieure du bandage de corps qui doit, remontant jusqu'à l'épaule, recouvrir et maintenir contre le coussin et la poitrine, le bras et l'avant-bras. On en fixe les extrémités sur le devant du thorax par de fortes épingles et on arrête les bouts antérieurs du scapulaire.

Après 36 ou 48 heures, on enlève successivement les pièces externes de l'appareil, après avoir relevé les extrémités des branches de l'échancrure axillaire, mettant à nu la partie externe du bras, on examine le point fracturé. Si l'on reconnaît la régularité de la réduction, on réapplique les mêmes pièces en supprimant toutefois le coussin externe et l'attelle qui ne sont plus utiles après l'endurcissement des valves.

Avant d'enlever la valve externe, il est bon de tracer sur elle une ligne indiquant la quantité recouverte par le carton de la valve interne, car, en retranchant cette partie avec des ciseaux, on aura une enveloppe du membre exempte de compressions inégales. A chaque pansement suivant on pourra retrancher de nouvelles parties de cette valve si, par suite de l'amaigrissement du membre, elle chevauchait sur la valve interne.

Si l'on jugeait nécessaire de donner plus de solidité aux valves, on appliquerait une, deux ou trois compresses enduites de la substance collante, que l'on rendrait à volonté adhérentes aux valves ou qu'on laisserait indépendantes.

FRACTURE DES OS DE L'AVANT-BRAS.

1° On taille et on prépare, comme je l'ai indiqué, une valve propre à recouvrir la paume de la main, la face antérieure de l'avant-bras et du bas du bras, s'étendant latéralement jusqu'à la partie postérieure des bords radial et cubital.

2° On taille une seconde valve propre à recouvrir le dos de la main, la face postérieure de l'avant-bras et du bas du bras en l'étalant aussi latéralement de manière à recouvrir les bords de la précédente.

3° On prépare deux compresses graduées destinées à maintenir l'espace inter-osseux.

4° On dispose un bandage de Scultet, que l'on étale sur la valve postérieure, dans toute sa longueur, et qui doit recouvrir tout l'avant-bras garni des compresses graduées.

5° On ajoute à ces objets une bande longue de trois mètres, deux compresses épaisses ou deux coussins de la longueur de l'avant-bras, une attelle postérieure plus large que les coussins, une palette à manche assez long pour atteindre près du coude, un tampon ou une pelote pour remplir la paume de la main, et enfin une écharpe.

APPLICATION.

La réduction opérée et maintenue, on place les compresses graduées, l'une en avant, l'autre en arrière, vis-à-vis l'espace inter-osseux pour s'opposer, autant que possible, à son effacement ; on les maintient au moyen d'une simple compresse ou du bandage de Scultet dont on applique les pièces sans les serrer. On applique ensuite la valve postérieure sur laquelle on jette 3 ou 4 tours de bande de bas en haut, en ayant soin d'y faire latéralement, vis-à-vis du coude, des incisions qui facilitent son exacte application sur le bas du bras. On applique aussi, avec les mêmes précautions, la valve antérieure et on pratique aussitôt un bandage roulé peu serré sur les deux valves, depuis les doigts jusqu'au dessus du coude. On applique encore, sur les deux faces du membre, d'épaisses compresses ou des coussins que l'on recouvre, la postérieure avec l'attelle, l'antérieure avec la palette garnie de sa pelote et on fait, par-dessus le tout, un bandage roulé et serré. Enfin, on pose l'avant-bras, demi-fléchi, dans une écharpe. Quand la dessication des valves est complète, on supprime coussins et attelles, on retranche les parties de la valve la plus large, qui dépassent les bords de la plus étroite et l'on peut à chaque pansement enlever l'une ou l'autre valve, indifféremment, pour examiner le point fracturé. Le bandage de Scultet intérieur peut être supprimé, sauf à remplacer le vide qu'il laisse par une couche de ouate étalée sur chaque valve.

FRACTURE DU FÉMUR.

L'extension permanente, soit au moyen d'attelles, ou, mieux encore, avec le double plan incliné, constitue le moyen de traiter les fractures du fémur, et ce n'est que comme auxiliaire utile que j'ai employé l'appareil à deux valves contre cette lésion. Il peut rendre le même service avec le plan horizontal.

1° On taille une valve postérieure dont le carton soit assez long pour couvrir la partie postérieure de la cuisse, dans les 2/3 de son contour, depuis le bord postérieur du grand trochanter jusques au-devant de la masse des adducteurs de la cuisse, et en hauteur depuis le pli de la fesse jusqu'à un décimètre au-dessous du genou. La compresse extérieure de cette valve doit dépasser, de deux décimètres et demi, le bord supérieur du carton et se prolonger de chaque côté en ce point de manière à former un bandage de corps large de deux décimètres et assez long pour que, contournant le bassin, il puisse être fixé par des épingles au-devant du pubis ou près du pli de l'aine. Le long du bord inférieur de ce bandage de corps, on retranche de chaque côté une lanière haute de six à sept centimètres et assez longue pour que le bord supérieur de la valve ne tienne plus à la pièce qui la surmonte que par un prolongement médian large de douze à quinze centimètres et en soit séparé, à ses deux extrémités, pour que celles-ci puissent se replier sur les côtés externe et interne de la cuisse.

2° On taille une seconde valve dont le carton sera assez long pour couvrir les côtés externe et antérieur de la cuisse, jusqu'au bord postérieur du grand trochanter, depuis le sommet de cette éminence osseuse jusqu'à un décimètre au-dessous du genou ; les compresses sont exactement taillées sur ce carton.

3° On recouvre les deux valves, la postérieure surtout, d'une couche de coton qui, si on emploie le double plan incliné, devra être plus épaisse sous l'articulation du genou, endroit où le membre doit supporter la plus grande pression.

4° On étale, sur le coton de la valve postérieure, un bandage de Scultet propre à recouvrir le membre depuis le genou jusqu'à la fesse.

5° Un autre bandage de Scultet à longues compresses est placé sur le drap fanon qui doit recevoir aussi les différentes pièces que je viens d'indiquer.

6° On ajoute à ces objets une bande roulée qui puisse recouvrir le pied et la jambe et, si on le juge utile, un tampon pour remplir le creux poplité.

APPLICATION AVEC LE DOUBLE PLAN INCLINÉ.

1° Sur le plan postérieur du double plan incliné, garni d'un coussin comme d'habitude, on étale le drap fanon et ce qui y est joint. On dépose alors le membre de manière à ce que le bord supérieur du carton de la valve corresponde à un centimètre au-dessous du pli de la fesse.

2° On applique un bandage roulé, depuis la racine des orteils jusqu'au dessous du genou.

3° La réduction étant opérée et maintenue, on applique, si on le croit nécessaire, un tampon poplité, puis, de bas en haut, sur la cuisse, le bandage de Scultet. Par-dessus celui-ci, on étale la valve antérieure à laquelle on pratique, vis-à-vis le genou, deux ou plusieurs incisions latérales qui favorisent son contact immédiat avec la partie supérieure de la jambe. On maintient en position son extrémité supérieure au moyen du bandage de corps de la valve postérieure. On applique celle-ci et l'on fait, au niveau du genou, des incisions latérales qui peuvent être nécessaires pour éviter les plis. On applique alors de bas en haut le long bandage de Scultet.

Le même appareil serait applicable si l'on se servait d'attelles droites avec extension de la jambe.

Après 20 ou 25 jours, suivant l'âge du blessé, on peut couper, avec des ciseaux, les parties de l'enveloppe qui s'opposent aux mouvements du genou, et placer le malade dans un fauteuil.

FRACTURE DE LA JAMBE.

Cette fracture étant celle que l'on rencontre le plus fréquemment, je crois devoir décrire, avec plus de détails, l'appareil que j'ai appliqué et souvent modifié.

En plaçant, sous l'une des jambes, une large pièce de forte toile, on la taille facilement de façon qu'elle puisse recouvrir, depuis le creux du jarret jusqu'au dessous du talon, la moitié postérieure du contour du membre.

On taille, sur ce modèle, un morceau de carton semblable, puis une seconde compresse de même dimension : ces trois pièces serviront à former la valve postérieure.

On compose la valve antérieure avec deux compresses et un morceau de carton intermédiaire de telle forme et de telles dimensions qu'ils puissent recouvrir les deux tiers antérieurs du contour du genou et de la jambe, le dos du pied et ses bords, depuis le bord supérieur de la rotule jusqu'à la racine des orteils.

On prépare deux bandages de Scultet, l'un à courtes bandelettes devant s'étendre immédiatement sur la jambe depuis le talon jusque sur le bas de la cuisse, l'autre composé de bandelettes susceptibles d'envelopper la jambe entourée de ses deux valves.

On prépare une compresse en T à branches latérales longues chacune de quatre décimètres et à branche perpendiculaire longue de trois dicimètres. On dispose enfin :

1° De la ouate, une compresse graduée propre à remplir le creux existant entre le mollet et le talon, une bande roulée de deux ou trois mètres de long et large de quatre centimètres.

Telles sont les diverses pièces indispensables pour confectionner l'enveloppe de la jambe, mais, celles-ci ne devant avoir d'efficacité contre les déplacements qu'après dessication, c'est-à-dire, 36 ou 48 heures plus tard, il convient d'avoir recours, pendant ce temps, soit à de fortes attelles de carton, soit à des coussins et à des attelles en bois et à une semelle, soit à tout autre moyen propre à maintenir les bons rapports des fragments.

APPLICATION.

Un ferme et épais coussin supportant la jambe, qui est ainsi légèrement fléchie sur la cuisse, on place, sur un drap fanon, successivement :

1° Le bandage de Scultet à longs chefs.

2° La compresse graduée, servant de remplissage.

3° La valve postérieure, garnie ou non de ouate.

4° Le bandage de Scultet à courtes bandes.

5° La compresse en T dont le chef vertical doit passer sous le talon, tandis que les deux branches transversales devront correspondre au tendon d'Achille pour passer, sur les malléoles ou un peu au-dessus, en venant se croiser en avant sur le tarse.

On glisse ces diverses pièces sous le membre, de façon que l'extrémité inférieure de la valve dépasse un peu le talon.

On applique sur le pied, depuis les orteils jusqu'au bas de la jambe, un bandage roulé que l'on arrête provisoirement, avec une épingle, sous la plante du pied. On étale alors la valve antérieure sur le genou, la jambe et le pied ; on pratique sur ses bords, vis-à-vis l'articulation tibio-tarsienne, des incisions qui permettent l'application exacte sur le pied ; on la recourbe sur les bords de cette dernière partie et on l'y fixe au moyen de la bande roulée dont on s'est déjà servi.

On prend alors les deux branches de la compresse en T, on les ramène par-dessus les malléoles sur le dos du pied où on les croise; un aide les réunit, sous la plante, à la branche perpendiculaire qui passe sous le talon. On relève alors sur le pied la partie de la valve qui était étalée sur la jambe, puis on opère la réduction de la fracture, l'extension étant faite par l'aide qui tient les chefs de la compresse en T. Les fragments étant en bons rapports, le chirurgien applique de bas en haut, sur la jambe, le bandage de Scultet, puis il reporte sur lui la partie de la valve antérieure, précédemment relevée; il pratique sur ses bords les incisions nécessaires pour effacer les plis.

Alors, on enduit de colle les parties de la valve postérieure étalées de chaque côté (*); on applique celles-ci le plus exactement possible sur la jambe en pratiquant largement toutes les incisions nécessaires pour éviter les plis.

On s'assure ensuite que la compresse graduée remplit exactement le creux situé au-dessous du mollet et l'on applique enfin de bas en haut et par-dessus le tout, le bandage de Scultet à longues compresses. Pour attendre la consolidation de cette enveloppe, on applique en avant et sur les côtés trois coussins recouverts d'attelles en bois maintenues par le drap fanon et des lacs, ou bien on se sert des trois attelles en fort carton décrites par Seutin, que l'on fixe au moyen de courroies ou de larges compresses. Il me paraît essentiel, dans tous les cas, d'y ajouter une semelle propre à conserver l'immobilité si importante du pied.

C'est dans cette fracture surtout que la valve postérieure seule m'a suffi tant que le blessé gardait le lit.

(*) Je me suis souvent abstenu de cet enduit complémentaire, qui facilite pourtant l'exacte application de la valve, mais qui, la faisant adhérer aux compresses longuettes du bandage déjà appliqué sur le membre, ne permet plus de changer ces compresses dans le cas où la suppuration d'une plaie les aurait salies.

PREMIER PANSEMENT.

Deux ou trois jours après l'application de cet appareil, on enlève successivement les différentes pièces extérieures destinées pendant ce temps à maintenir la réduction. On défait le bandage de Scultet, et, les valves étant mises à découvert, on trace sur la valve antérieure, avec un crayon, la ligne qui indique la portion couverte par la valve postérieure. On enlève le bandage roulé qui recouvre le pied, puis toute la valve antérieure, dont on retranche, avec des ciseaux, les parties qui dépassent la ligne tracée au crayon. On déploie le bandage appliqué immédiatement sur la jambe pour examiner le point fracturé.

On réapplique ensuite, dans le même ordre que précédemment, le petit bandage de Scultet, la valve antérieure, la postérieure, et enfin le long bandage de Scultet. On supprime les attelles et tout appareil contentif.

C'est surtout dans ce premier pansement que l'on peut reconnaître les points où, en raison des incisions pratiquées pour effacer les plis, les valves ne présentent pas une solidité suffisante.

Il suffit, pour y remédier, d'appliquer, sur ces points de la valve, un morceau préparé comme la valve elle-même, mais en ayant soin d'étaler préalablement de la colle sur toute la partie qui doit être renforcée, ou sur la pièce de renfort.

J'ai presque toujours renforcé, de cette manière, la partie correspondante au creux de la jambe et ses deux côtés. Après les premiers pansements, vers le 20e jour, on peut supprimer la valve antérieure et aussi, vers le même temps, on peut, si la fracture est au bas de la jambe, retrancher toute la partie des valves qui entoure le genou.

Si la fracture de la jambe est compliquée de plaie, c'est le plus ordinairement à la partie antérieure, et la facilité de découvrir journellement le membre, en levant la valve antérieure, dispense de toute modification, puisque cette valve sera moulée aussi sur la charpie du premier pansement. La seule addition à faire serait celle de morceaux de taffetas ciré dont on garnirait, pour les préserver du contact des liquides fournis par la plaie, les points des deux valves sur lesquels ils pourraient s'écouler.

Si la plaie siége sur un des côtés et s'étend en arrière, de manière à ce qu'elle soit recouverte par la valve postérieure, on pratique à celle-ci, préalablement garnie de taffetas ciré, une entaille qui laisse la plaie à découvert et on laisse à la valve antérieure, garnie en ce point comme la première, une saillie qui, recouvrant toute la plaie d'avant-arrière, s'étendra en bas et en haut de plusieurs centimètres au-delà de l'entaille, pour donner plus de solidité.

On pourrait aussi, dans ce cas, recouvrir simplement la plaie pansée, d'un morceau de valve qui n'adhérerait pas aux parties, mais qui, en se desséchant, se moulerait sur le pansement et ferait l'office d'une valve supplémentaire. Enfin, si la plaie existe en arrière, on pratiquera, à la valve postérieure, une fenêtre que l'on recouvrira, comme je viens de le dire, et si cette fenêtre doit être faite au bas de la jambe, dans le point où la valve offrant peu de largeur, serait affaiblie par cette perte de substance, on peut donner à cette valve une étendue telle en largeur qu'elle recouvre, non pas seulement la moitié, mais les 2/3 ou même les 3/4 du contour de la jambe, et l'on taillera, en conséquence, la valve antérieure.

Je n'entreprendrai pas de décrire toutes les modifications que l'on pourra apporter à la forme des valves, à la disposition des fenêtres, aux renforts que l'on pourra ajouter. Je crois que tous les chirurgiens comprendront et modifieront facilement cet appareil dont l'application se réduit, en définitive, à se conformer aux règles établies pour recouvrir exactement, avec un emplâtre mou, des parties de formes plus ou moins irrégulières.

J'ai employé bien souvent les valves dans le traitement des lésions autres que les fractures, et j'en ai toujours obtenu les meilleurs résultats. C'est surtout dans le cas d'entorse qu'elles m'ont rendu grand service. Rien de plus simple, en effet, que de confectionner, avec du linge et de l'empois ou de la dextrine, une bottine solide, à deux valves, simplement composée de deux ou trois morceaux de toile, s'étendant de la racine des orteils à la jambe et que l'on maintient au moyen d'un bandage ou d'un mouchoir formant étrier. Elles m'ont été utiles, surtout dans un cas chirurgical assez curieux, dont je crois devoir donner l'observation détaillée.

OBSERVATION.

Le 30 août 186., M. L***, prêtre, conduisant un char-à-bancs découvert, fut lancé sur un tas de pierres et tomba, probablement, le bras étendu, sur la paume de la main droite ; c'est-à-dire que la résistance du sol au poids de son corps porta directement sur l'extrémité inférieure de l'avant-bras dans la direction de l'axe de cette partie du membre supérieur. Aucune lésion pourtant n'existait au poignet, mais je constatai plus haut, les désordres suivants :

L'extrémité inférieure de l'humérus, abandonnant les cavités du cubitus et du radius, avait rompu la partie inférieure des muscles brachial-antérieur et biceps, puis la peau de la partie antérieure du coude, glissant ensuite au-devant de l'avant-bras, elle était descendue jusqu'au milieu de cette partie. La chemise et la manche de la soutane étaient elles-mêmes traversées par la trochlée, qui se voyait à nu.

Les médecins, réunis au nombre de six, virent dans cette lésion un cas d'amputation immédiate. Nous dûmes cependant différer, en considérant : 1° que nulle hémorrhagie ne se manifestait, bien que l'on ne pût percevoir de pulsations artérielles au-dessous de la plaie ; 2° que la réduction de la luxation ne paraissait point devoir présenter de difficultés ; 3° que la mutilation consécutive répugnait beaucoup au blessé, qui voyait ainsi son avenir perdu.

On se décida donc à faire rentrer l'extrémité articulaire de l'humérus dans les cavités qu'elle avait abandonnées et à donner au membre une position telle que les fonctions professionnelles du blessé pussent être exécutées, malgré l'ankylose, que l'on ne pouvait éviter. L'avant-bras fut placé, en demi-flexion, sur le bras et on lutta par les réfrigérants contre les phénomènes inflammatoires, que l'on parvint à modérer. Après 29 jours de ce traitement, temps pendant lequel on ne put constater aucun pouls radial ou cubital, bien que les parties inférieures conservassent une température normale, l'articulation et tout le membre supérieur furent le siége de violentes douleurs, à l'occasion de la moindre secousse. La plaie du coude fournit une suppuration abondante; je proposai alors l'application d'un bandage à deux valves solides, dont la confection me fut confiée.

Le 28 septembre, je taillai deux pièces de carton dont l'une pouvait recouvrir les trois quarts postérieurs de la circonférence du membre, depuis le bas du deltoïde, jusqu'au dessous du poignet et dont l'autre devait s'appliquer sur le reste du contour du membre en avant et dans la même étendue de haut en bas. Toutes deux étaient coudées de manière à supporter et à recevoir exactement tout le membre dans la position de demi-flexion qui lui était imposée.

Après les avoir ramollies à l'eau tiède et bien essuyées, je recouvris leurs deux faces d'une couche de colle à la dextrine, et enveloppai chacun de ces cartons entre deux morceaux de forte toile taillés sur eux, et dont les bords dépassaient un peu ceux du carton. J'étalai sur les valves une couche de coton, je garnis de taffetas ciré la valve postérieure, dans une étendue de deux décimètres en hauteur, vis-à-vis le coude, où se trouvait la plaie, en un mot, au point qui, en raison de sa déclivité, aurait été atteint et ramolli par la suppuration.

Je pratiquai à cette même valve, dans le point qui devait correspondre à l'articulation, au côté interne, deux incisions obliques formant une entaille en V, dont le sommet devait supporter l'épitrochlée. Je disposai sur une large compresse : 1° un bandage de Scultet pouvant recouvrir le membre dans toute son étendue, par-dessus les deux valves ; 2° la valve postérieure garnie, comme je l'ai dit, de son coton et de son taffetas ciré; 3° un second bandage de Scultet, à compresses courtes, propre à envelopper le membre à nu depuis les doigts jusqu'au pli de l'aisselle.

APPLICATION.

Le membre étant soulevé avec toutes les précautions possibles pour éviter les mouvements de l'articulation radio-cubitale, je glissai et déployai sous lui, les pièces que je viens d'énumérer, donnant à celles qui devaient correspondre aux parties situées au-dessus et au-dessous du coude, des directions telles qu'elles pussent recouvrir exactement le bras et l'avant-bras en demi-flexion. Je retranchai certaines portions qui seraient venues recouvrir la plaie et gêner les pansements. La plaie fut lavée et pansée avec une compresse cératée et criblée, recouverte d'un épais gâteau de charpie, et d'une compresse légère.

Le bandage de Scultet fut alors appliqué immédiatement sur l'avant-bras et le bras. J'appliquai alors la valve sur le membre, en pratiquant une incision sur son bord externe, près du coude. Je plaçai immédiatement la valve antérieure après l'avoir taillée de façon que ses bords latéraux ne dépassassent que de quelques millimètres ceux de la première et je fis, vis-à-vis le coude, les incisions nécessaires pour obtenir son application exacte.

Me servant alors du dernier bandage de Scultet, je l'appliquai, comme le premier, de bas en haut pour maintenir et mouler les deux valves sur le membre.

Le tout fut recouvert d'un drap doublé, placé sur un coussin assez ferme, où les parties furent maintenues par quelques compresses longuettes.

Le lendemain, nous enlevâmes la valve antérieure

pour panser la plaie. Si la solidification de l'appareil n'était pas complète, elle était suffisante pour avoir notablement diminué les douleurs éprouvées, à chaque mouvement du corps, pendant le sommeil.

Remarquant que les incisions des bords de la valve restant diminuaient considérablement la solidité, vis-à-vis le coude, je fis une pièce de renfort composée d'un morceau de carton, intermédiaire à deux morceaux de toile, longs de quinze centimètres, larges de cinq, et réunis par la colle dextrinée. J'enduisis de ce même mélange la valve externe dans une étendue conforme à celle de la pièce de renfort sur le côté externe et postérieur du coude, commençant à cinq centimètres au-dessus de l'épicondyle. J'y appliquai la pièce de renfort qui descendait ainsi au-dessous de l'avant-bras, presque perpendiculairement à la direction de cette partie du membre.

Les jours suivants, la solidification étant complète, nous procédâmes, comme au premier pansement, en levant simplement la valve antérieure, remplaçant facilement les compresses longuettes salies par le pus et pansant la plaie, comme précédemment.

Les douleurs diminuèrent promptement et cessèrent bientôt. La plaie marcha lentement vers la cicatrisation, l'ankylose s'établit et, aux premiers jours de novembre, le blessé, conservant encore son appareil, put retourner au Collége, où il était professeur, reprit quelque temps après ses fonctions, et malgré l'immobilité de l'articulation radio-cubitale et grâce à la bonne direction donnée à l'avant-bras, exécutant avec facilité tous les mouvements nécessaires pour l'accomplissement de ses devoirs sacerdotaux.

NOTE COMPLÉMENTAIRE.

Je n'ai décrit que les appareils à deux valves, parce que leur confection paraît plus difficile que ceux à plusieurs valves.

Rien n'est plus simple, en effet, que d'entourer une partie quelconque de plusieurs pièces se touchant, et auxquelles on peut donner diverses formes pour les accommoder aux irrégularités d'un membre : mais il faut toujours dans ce cas conserver à l'une de ces pièces des dimensions telles que, destinée à maintenir le rapport des fragments pendant le pansement et toutes les autres étant enlevées, elle recouvre une assez grande étendue pour procurer, à elle seule, une immobilité momentanée.

On pourrait diminuer la longueur des valves et se borner à en recouvrir uniquement, la cuisse jusqu'aux condyles, la jambe jusqu'au genou, le bras jusqu'au dessus du coude, l'avant-bras jusqu'au dessous de cette même partie.

C'est ce que j'ai fait maintes fois dans ma pratique ; mais si j'ai décrit des appareils plus étendus, c'est par déférence pour ce précepte, que dans les fractures des os longs des membres, il faut supprimer la possibilité du mouvement dans les articulations immédiatement supérieure et inférieure à l'os fracturé.

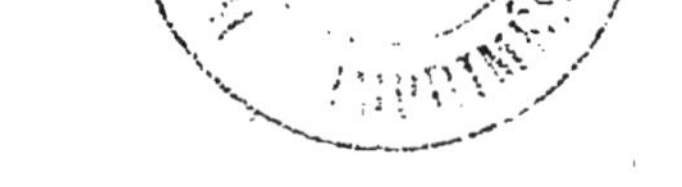

LANNION, IMPRIMERIE DE A. ANGER, LIBRAIRE.

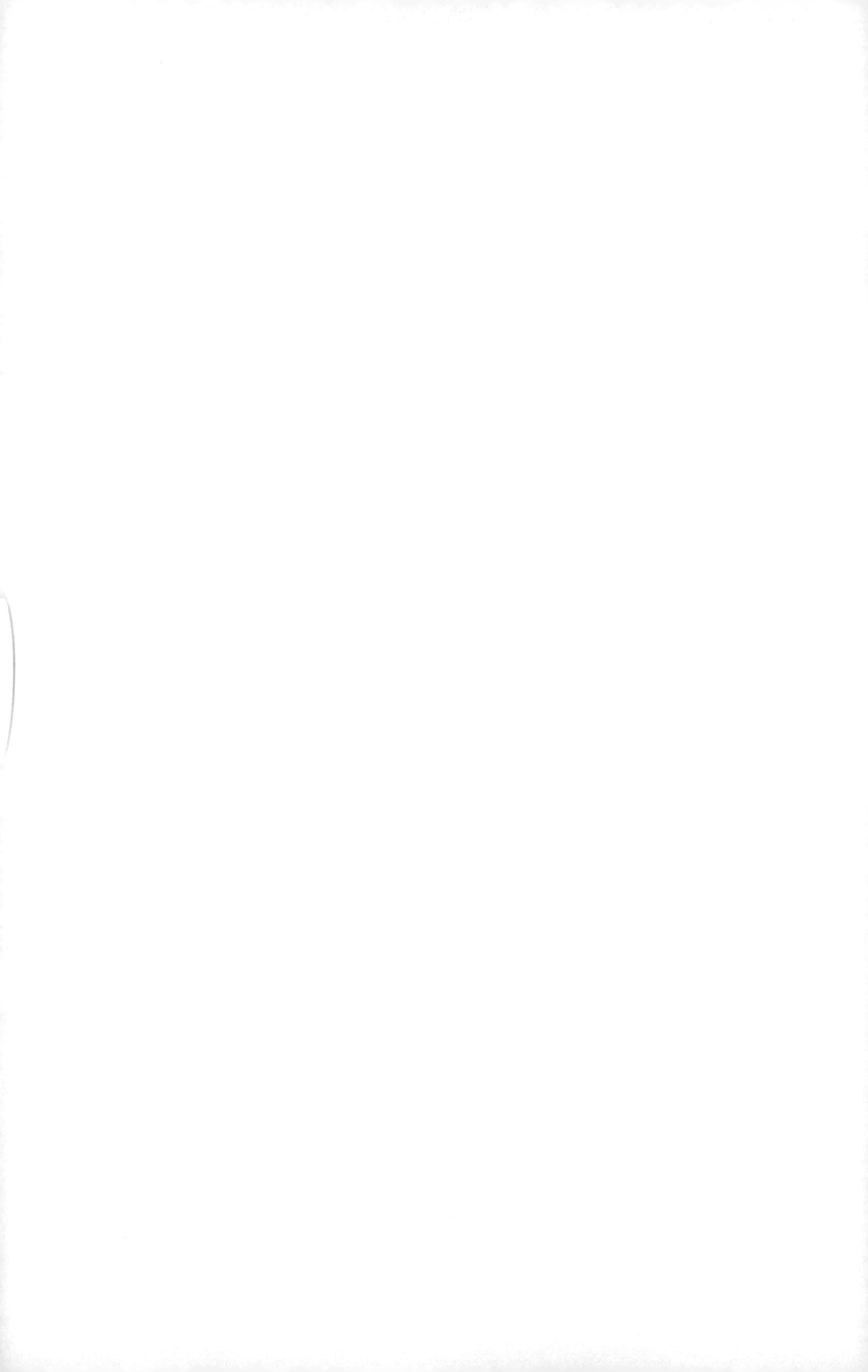

www.ingramcontent.com/pod-product-compliance
Ingram Content Group UK Ltd.
Pitfield, Milton Keynes, MK11 3LW, UK
UKHW022145260726
13993UKWH00005B/2174